Sven Frank

Tinnitus mental besiegen

Die Macht des Geistes über das Geräusch

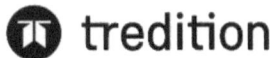

© 2024 Sven Frank
Umschlag, Illustration: Tredition GmbH
Lektorat: Sven Frank

Druck und Distribution im Auftrag des Autors:
tredition GmbH, Heinz-Beusen-Stieg 5, D-22926
Ahrensburg

ISBN
Paperback   978-3-384-19518-0
Hardcover   978-3-384-19519-7

Inhaltsverzeichnis

Kapitel 1. Einführung in das Thema Tinnitus

- Definition und Ursachen von Tinnitus

Tinnitus ist ein Zustand, der durch das Wahrnehmen von Geräuschen in den Ohren oder im Kopf gekennzeichnet ist, die nicht durch externe Schallquellen verursacht werden. Diese Geräusche können als Summen, Zischen, Klingeln, Pfeifen oder Rauschen wahrgenommen werden. Die genauen Ursachen von Tinnitus sind oft vielfältig und können variieren. Einige häufige Ursachen und Risikofaktoren für Tinnitus sind:

Lärmschädigung: Langfristige Exposition gegenüber lauten Geräuschen kann zu Tinnitus führen.

Altersbedingter Hörverlust: Mit zunehmendem Alter kann ein natürlicher Verschleiß des Gehörs zu Tinnitus beitragen.

Stress und Angst: Emotionale Belastung kann sowohl das Auftreten als auch die Intensität von Tinnitus-Symptomen beeinflussen.

Verletzungen oder Erkrankungen des Innenohrs: Probleme wie Infektionen, Mittelohrschäden oder Hörsturz können Tinnitus verursachen.

Nebenwirkungen von Medikamenten: Einige Medikamente können Tinnitus als Nebenwirkung auslösen.

Es ist wichtig zu beachten, dass manche Ärzte Tinnitus in vielen Fällen als nicht heilbar ansehen, jedoch gibt es verschiedene Therapiemöglichkeiten und Bewältigungsstrategien, um mit den Symptomen umzugehen und die Lebensqualität zu verbessern. Die in diesem Buch dargestellten Techniken dienen der mentalen Kontrolle des Tinnitus, auch wenn es körperlich scheinbar keine Heilung zu geben scheint.

- Häufigkeit und Arten von Tinnitus

Tinnitus ist eine Erkrankung, bei der Betroffene ein Klingeln, Zischen, Summen oder ähnliche Geräusche im Ohr wahrnehmen, ohne dass eine tatsächliche Schallquelle existiert. Die Häufigkeit von Tinnitus variiert je nach

Altersgruppe und anderen Faktoren. Es wird angenommen, dass rund 10-15% der Bevölkerung zumindest gelegentlich Tinnitus erfahren.

Es gibt verschiedene Arten von Tinnitus, die in Bezug auf ihre Ursachen und Eigenschaften klassifiziert werden können. Zu den häufigsten Arten gehören:

Subjektiver Tinnitus: Dies ist die häufigste Form von Tinnitus, bei der nur die betroffene Person die Geräusche hören kann.

Objektiver Tinnitus: Diese Form ist seltener und beinhaltet Geräusche, die auch von anderen Personen oder einem Arzt gehört werden können, wenn sie das Ohr des Betroffenen untersuchen.

Pulsierender Tinnitus: Bei dieser Art von Tinnitus wird der wahrgenommene Ton vom Puls des Betroffenen synchronisiert.

Die Ursachen von Tinnitus können vielfältig sein, von Lärmbelastung und Hörverlust bis hin zu bestimmten Erkrankungen wie Menière-Krankheit oder Hörsturz. Es ist wichtig, bei anhaltendem Tinnitus einen HNO-Arzt aufzusuchen, um eine genaue Diagnose und Behandlung zu erhalten. Erst danach und begleitend oder im Anschluss einer ärztlichen Therapie sollte mit dem hier beschriebenen Mentaltraining begonnen werden.

- Physische und psychische Auswirkungen von Tinnitus

Tinnitus kann sowohl physische als auch psychische Auswirkungen auf Betroffene haben. Hier sind einige der häufigsten Auswirkungen:

Physische Auswirkungen:

Schlafstörungen: Tinnitus kann den Schlaf stören, da die wahrgenommenen Geräusche besonders in der Stille der Nacht deutlicher hervortreten.

Konzentrationsprobleme: Das ständige Geräusch im Ohr kann die Konzentration beeinträchtigen und die Aufmerksamkeit von alltäglichen Aufgaben ablenken.

Stress: Der anhaltende Tinnitus kann Stress verursachen oder verstärken, was wiederum negative Auswirkungen auf den Körper haben kann.

Psychische Auswirkungen:

Angst und Depression: Viele Menschen mit Tinnitus erleben Angstzustände und Depressionen aufgrund der ständigen Geräusche und der Belastung, die sie mit sich bringen.

Soziale Isolation: Einige Betroffene ziehen sich aufgrund ihres Tinnitus von sozialen Aktivitäten zurück, was zu sozialer Isolation führen kann.

Beeinträchtigung der Lebensqualität: Tinnitus kann die Lebensqualität erheblich beeinträchtigen und das allgemeine Wohlbefinden negativ beeinflussen.

- Der Zusammenhang zwischen Stress, Angst und Tinnitus

Es gibt eine komplexe Wechselwirkung zwischen Stress, Angst und Tinnitus. Stress und Angst können einerseits die Entstehung oder Verschlimmerung von Tinnitus begünstigen und andererseits kann Tinnitus selbst Stress und Angst auslösen oder verstärken.

Stress kann das zentrale Nervensystem beeinflussen und die Wahrnehmung von Tinnitus intensivieren. Menschen, die bereits an Tinnitus leiden, erleben oft eine Verschlechterung ihrer Symptome in Stresssituationen. Die Hyperaktivität des zentralen Nervensystems, die häufig mit Stress verbunden ist, kann die Wahrnehmung von Tinnitus verstärken und zu einem Teufelskreis aus Stress und Tinnitus führen.

Andererseits kann auch Tinnitus selbst Stress und Angstzustände verursachen. Das ständige Geräusch im Ohr kann belastend sein und zu Schlafstörungen, Konzentrationsproblemen sowie einer allgemeinen Verschlechterung des psychischen Wohlbefindens führen.

Es ist wichtig, den Zusammenhang zwischen Stress, Angst und Tinnitus zu erkennen und entsprechende Maßnahmen zu ergreifen. Stressbewältigungsstrategien wie Entspannungstechniken, regelmäßige Bewegung, ausreichend Schlaf und der Austausch mit anderen Betroffenen können helfen, mit den Auswirkungen von Tinnitus besser umzugehen. Bei anhaltenden psychischen Beschwerden ist es ratsam, professionelle Hilfe in Form von Therapie oder Beratung in Anspruch zu nehmen.

- Wissenswertes über die Behandlung von Tinnitus

Die Behandlung von Tinnitus kann je nach Ursache und individueller Situation variieren. Hier sind einige allgemeine Informationen über Behandlungsmöglichkeiten für Tinnitus:

Hörgeräte und Hörhilfen: Falls der Tinnitus mit einem Hörverlust einhergeht, können Hörgeräte oder Hörhilfen helfen, die Hörfähigkeit zu verbessern und den Tinnitus zu reduzieren.

Tinnitus-Retraining-Therapie (TRT): Diese Therapie zielt darauf ab, die Wahrnehmung des Tinnitus zu verändern, indem Betroffene lernen, das Geräusch zu ignorieren und weniger belastend zu empfinden.

Kognitive Verhaltenstherapie (KVT): KVT kann helfen, negative Gedanken und Reaktionen auf den Tinnitus zu verändern und Bewältigungsstrategien zu entwickeln.

Tinnitus-Maskierung: Durch die Verwendung von Geräten, die angenehme Geräusche erzeugen, kann der Tinnitus maskiert werden, was die Wahrnehmung des Geräuschs reduzieren kann.

Medikamentöse Therapie: In einigen Fällen können Medikamente wie Antidepressiva oder

Betablocker zur Linderung von Tinnitus-Symptomen eingesetzt werden.

Entspannungstechniken und Stressmanagement: Regelmäßige Anwendung von Entspannungstechniken wie Yoga, Meditation oder progressive Muskelentspannung kann helfen, Stress abzubauen und die Symptome von Tinnitus zu lindern.

Akupunktur und alternative Therapien: Einige Betroffene berichten von positiven Erfahrungen mit Akupunktur, Homöopathie oder anderen alternativen Therapien zur Behandlung von Tinnitus.

Hypnosetherapie und Hypnoanalyse: Eine Hypnosetherapie stellt aus Sicht des Autors die wirksamste Therapieform zum Erlernen der mentalen Kontrolle bei Tinnitus dar. Aus diesem Grund gibt es am Ende des Buches weitere Hinweise zu einem von ihm speziell entwickelten und in 30 Jahren praktischer Tätigkeit entwickelten Methode zur Kontrolle von Tinnitus auf Basis von Hypnose und Selbsthypnose.

- Ziel des Buches und Herangehensweise an das Thema

Dieses Buch zielt darauf ab, Betroffenen von Tinnitus eine ganzheitliche Herangehensweise zur Bewältigung ihrer Beschwerden anzubieten, insbesondere unter Berücksichtigung der psychologischen und mentalen Aspekte. Der Autor möchte den Lesern helfen, ihren Tinnitus nicht nur physisch, sondern auch mental zu überwinden.

Die Herangehensweise des Buches konzentriert sich auf die psychologischen Auswirkungen von Tinnitus, wie Stress, Angstzustände, Schlafstörungen und Depressionen, sowie auf die Bewältigung dieser emotionalen Belastungen im Zusammenhang mit Tinnitus. All diese Phänomene führen zu verschiedenen Körperreaktionen, welche in ihrer Konsequenz die Durchblutung des Innenohrs reduzieren und so eine gesunde Heilung des Tinnitus erschweren. Daher werden Methoden zur Stressbewältigung, zur Entspannung und zum Umgang mit negativen Gedanken und Emotionen beschrieben. Für Leser, die sich im Anschluss auch intensiv und praktisch mit dem Thema beschäftigen wollen, gibt es noch ein vierwöchiges Trainingsprogramm.

Darüber hinaus enthält das Buch auch praktische Tipps und Übungen, die den Lesern helfen, ihre Wahrnehmung vom Tinnitus zu verändern, neue Bewältigungsstrategien zu erlernen und eine positive Einstellung zum Umgang mit ihrem Tinnitus zu entwickeln.

Der Autor geht auch darauf ein, wie die psychologische Behandlung und die Veränderung der Einstellung zum Tinnitus dazu beitragen, die Lebensqualität der Betroffenen zu verbessern. Insgesamt zielt das Buch darauf ab, den Lesern Werkzeuge und Strategien an die Hand zu geben, um ihren Tinnitus mental zu überwinden und ein aktives, erfülltes Leben trotz der Symptome führen zu können.

Kapitel 2: Die psychologischen Aspekte von Tinnitus

Die psychologischen Aspekte von Tinnitus spielen eine bedeutende Rolle, da Tinnitus nicht nur ein physikalisches Phänomen ist, sondern auch psychische Auswirkungen haben kann.

So kann Tinnitus Stress auslösen oder verstärken, da die ständigen Geräusche belastend sein können. Die Bewältigung von Stress ist wichtig, um die Symptome von Tinnitus zu verringern.

Viele Menschen, die an Tinnitus leiden, erfahren außerdem Angstzustände und Depressionen aufgrund der belastenden Geräusche und der möglichen Einschränkungen, die damit einhergehen. Die psychologische Unterstützung kann helfen, diese Emotionen zu bewältigen.

Des Weiteren kann Tinnitus zu Schlafstörungen führen, da das Geräusch im Ohr besonders in der Stille der Nacht deutlicher wahrgenommen wird. Schlafmangel kann wiederum die psychische Gesundheit beeinträchtigen.

Hinzu kommt, dass die ständigen Geräusche von Tinnitus die Konzentration beeinträchtigen und die Fähigkeit zur Bewältigung von alltäglichen Aufgaben erschweren können.

Das kann im Extremfall auch zu sozialer Isolation führen, da Betroffene sich aufgrund der Geräusche zurückziehen und soziale Aktivitäten vermeiden.

Bei der Behandlung von Tinnitus ist es daher wichtig, die psychologischen Aspekte zu berücksichtigen und gegebenenfalls professionelle Hilfe durch einen Psychologen oder Therapeuten in Anspruch zu nehmen. Kognitive Verhaltenstherapie, Stressmanagement-Techniken, Entspannungsübungen und andere psychologische Interventionen können dazu beitragen, die psychischen Auswirkungen von Tinnitus zu mildern und die Lebensqualität der Betroffenen zu verbessern. Zumindest sind das die Empfehlungen der Krankenkassen.

Für Privatzahler empfiehlt sich zudem eine Hypnosetherapie bei einem Therapeuten, der umfangreich in analytischer Hypnose ausgebildet ist. Dazu weiter unten mehr.

Kapitel 3: Bewältigungsstrategien für den Alltag mit Tinnitus

Es gibt verschiedene Bewältigungsstrategien, die Betroffenen helfen können, im Alltag besser mit Tinnitus umzugehen.

In der Arbeit mit Tinnituspatienten in den vergangenen 30 Jahren haben sich nachfolgende Tipps bewährt:

1. Geräuschumgebung optimieren: Hintergrundgeräusche wie sanfte Musik, Naturgeräusche oder ein weißes Rauschen können helfen, den Tinnitus zu maskieren und die Wahrnehmung der Geräusche zu reduzieren.

2. Entspannungstechniken: Regelmäßige Anwendung von Entspannungstechniken wie Yoga, Meditation, progressive Muskelentspannung oder Atemübungen kann dazu beitragen, Stress abzubauen und die Symptome von Tinnitus zu lindern. Außerdem haben alle Patienten Selbsthypnose gelernt

3. Ablenkung und Beschäftigung: Sich auf andere Aktivitäten zu konzentrieren und sich zu beschäftigen, kann helfen, die Aufmerksamkeit vom Tinnitus abzulenken und das negative Gedankenkarussell zu unterbrechen.

4. Gesunde Lebensweise: Eine ausgewogene Ernährung, ausreichend Bewegung, genügend Schlaf und der Verzicht auf Nikotin, Alkohol und koffeinhaltige Getränke können dazu beitragen, die Symptome von Tinnitus zu mildern.

5. Umgang mit Emotionen: Sich mit den eigenen Emotionen im Zusammenhang mit Tinnitus auseinanderzusetzen und gegebenenfalls professionelle Unterstützung anzunehmen, um mit Angst, Stress oder Depressionen umzugehen.

6. Selbsthilfegruppen: Der Austausch mit anderen Betroffenen in Selbsthilfegruppen kann unterstützend wirken und dabei helfen, sich verstanden zu fühlen und von den Erfahrungen anderer zu lernen.

7. Therapie und Behandlung: Bei anhaltenden Beschwerden und einer deutlichen Beeinträchtigung der Lebensqualität ist es ratsam, professionelle Hilfe in Form von kognitiver Verhaltenstherapie, Tinnitus-Retraining-Therapie oder anderen Behandlungsmethoden in Anspruch zu nehmen.

Individuell können unterschiedliche Strategien wirksam sein, daher ist es wichtig, verschiedene Ansätze auszuprobieren und herauszufinden, welche am besten für den jeweiligen Betroffenen funktionieren.

Bei der Suche nach Selbsthilfegruppen sollte man darauf achten, sich mit Personen auszutauschen, denen durch diese Selbsthilfegruppe wirklich geholfen wurde. Es reicht mittelfristig nicht aus, sich nur verstanden zu fühlen, oder sich mit Betroffenen auszutauschen. Es geht vielmehr darum Ex-Tinnitus-Betroffene zu finden, also Menschen, die dort sind, wo man selbst hinmöchte, um von deren Weg und Strategie zu profitieren.

Auch bei der Wahl von Therapeuten empfiehlt es sich, einen Experten aufzusuchen, der ganz klar im Erstgespräch darstellt, was er zu tun gedenkt, und in welchem Zeitraum eine Verbesserung der Symptomatik zu erwarten ist.

Grundsätzlich gelten bei der Suche nach einem Therapeuten folgende Regeln:

a) Mit wie vielen Patienten hat der Therapeut bereits erfolgreich bei Tinnitus gearbeitet?

b) In welchem Zeitraum erwartet er durch seine Therapie eine Verbesserung der Symptomatik und welcher Gestalt?

c) Falls nach der dritten Therapiesitzung keinerlei Verbesserung eingetreten ist – auch nicht minimal – beenden Sie die Arbeit mit diesem Therapeuten

d) Leidet der Therapeut selbst unter Tinnitus, dann suchen Sie sich jemand anderen.

Kapitel 4: Meditation und Entspannungstechniken zur Linderung von Tinnitus-Symptomen

Meditation und Entspannungstechniken können eine wirksame Methode zur Linderung von Tinnitus-Symptomen sein, weil sie helfen, Stress abzubauen, der oft mit Tinnitus verbunden ist. Reduzierter Stress kann dazu beitragen, die Intensität und Wahrnehmung des Tinnitus zu verringern.

Durch die Fokussierung auf die Atmung oder bestimmte Gedanken während der Meditation können Betroffene ihre Aufmerksamkeit vom Tinnitus ablenken, was zu einer vorübergehenden Linderung der Symptome führen kann.

Durch regelmäßige Entspannungsübungen können Betroffene ihr zentrales Nervensystem beruhigen, was dazu beitragen kann, die Hyperaktivität, die Tinnitus verstärken kann, zu reduzieren.

Entspannungsübungen vor dem Schlafengehen können dazu beitragen, Schlafstörungen zu reduzieren, die häufig mit Tinnitus einhergehen. Ein erholsamer Schlaf ist wichtig für die Bewältigung von Tinnitus-Symptomen.

Meditation kann auch dabei helfen, ein größeres Bewusstsein für den eigenen Körper und Geist zu entwickeln und eine Akzeptanz des Tinnitus als Teil des eigenen Lebensprozesses zu fördern.

Es kann hilfreich sein, regelmäßig Zeit für Meditation und Entspannungstechniken einzuplanen, um langfristig von deren positiven Effekten zu profitieren. Es gibt verschiedene Arten von Meditation wie Achtsamkeitsmeditation, geführte Meditation oder progressive Muskelentspannung, aus denen Betroffene wählen können. Experimentieren Sie mit verschiedenen Techniken, um herauszufinden, welche am besten für Sie funktionieren und eine spürbare Linderung Ihrer Tinnitus-Symptome bieten.

Kapitel 5: Ernährung und Lifestyle-Faktoren bei Tinnitus

Ernährung und Lifestyle-Faktoren können eine Rolle spielen, wenn es um die Bewältigung von Tinnitus geht. Es gibt zwar keine spezifische Diät, die Tinnitus heilen kann, jedoch haben meine Patienten immer wieder bei folgenden Faktoren von einer Auswirkung auf die Symptome berichtet:

Ernährung: Einige Menschen berichten, dass bestimmte Nahrungsmittel oder Getränke ihre Tinnitus-Symptome verstärken können. Dazu gehören koffeinhaltige Getränke wie Kaffee, Tee und Cola, stark zuckerhaltige Lebensmittel, Salz und bestimmte Zusatzstoffe in verarbeiteten Lebensmitteln. Einige Betroffene finden es hilfreich, auf eine gesunde Ernährung mit viel frischem Obst, Gemüse, Vollkornprodukten, magerem Eiweiß und ausreichend Wasser zu achten.

Lifestyle-Faktoren: Rauchen, Alkoholkonsum und übermäßiger Stress können sich negativ auf Tinnitus auswirken. Es kann hilfreich sein, Rauchen und übermäßigen Alkoholkonsum zu reduzieren oder zu vermeiden. Zudem ist es wichtig, Strategien zur Stressbewältigung in den Alltag zu integrieren, um die Intensität der Tinnitus-Symptome zu reduzieren.

Tägliche Bewegung: Regelmäßige Bewegung und körperliche Aktivität können dazu beitragen, Stress abzubauen, die Stimmung zu verbessern und einen positiven Einfluss auf Tinnitus zu haben. Es ist wichtig, eine Form der Bewegung zu wählen, die den individuellen Bedürfnissen und Vorlieben entspricht.

Gesunder Schlaf: Ausreichender und erholsamer Schlaf spielt eine wichtige Rolle bei der Bewältigung von Tinnitus-Symptomen. Es kann hilfreich sein, eine gute Schlafhygiene zu praktizieren und Entspannungstechniken vor dem Schlafengehen anzuwenden, um die Qualität des Schlafs zu verbessern.

Es ist ratsam, individuelle Ernährungs- und Lifestyle-Faktoren zu beobachten und gegebenenfalls Anpassungen vorzunehmen, um herauszufinden, welche Maßnahmen die Tinnitus-Symptome positiv beeinflussen können. Es ist wichtig, Änderungen schrittweise einzuführen und bei Bedarf mit einem Fachexperten zu konsultieren.

Kapitel 6: Fallstudien und Erfolgsgeschichten

Es gibt zahlreiche Fallstudien und Erfolgsgeschichten von Menschen, die es geschafft haben, ihren Tinnitus mithilfe mentaler Techniken zu bewältigen. Hier sind einige Beispiele aus meiner Arbeit als Hypnoanalytiker:

Thomas: Thomas war ein 43-jähriger Mann mit Tinnitus, der seit Jahren unter intensivem Stress und Angstzuständen litt. Er kam zur Hypnoanalyse und begann parallel mit regelmäßiger Meditation, Achtsamkeitspraktiken und Selbsthypnose. Durch die gezielte Fokussierung auf positive Gedanken und die Reduzierung von Stress gelang es Thomas, eine deutliche Verbesserung ihrer Tinnitus-Symptome zu erleben. Heute betrachtet er sich als symptomfrei.

Christian: Ein anderer Fall beschreibt Christian, der an schwerem Tinnitus und unter Schlafstörungen aufgrund der Geräusche im Ohr litt. Nachdem er professionelle psychologische Unterstützung in Form von kognitiver

Verhaltenstherapie und Entspannungstechniken erhalten hatte, konnte er lernen, seinen Tinnitus als weniger belastend zu empfinden und Strategien zur Bewältigung von beruflichem Druck und Stress zu entwickeln. Allerdings reichte ihm die „Akzeptanz" des Tinnitus nicht aus und er kam zur Hypnoanalyse zu mir. Während unserer Arbeit fanden wir ein früheres Trauma, dass bisher unbearbeitet in Christians Unterbewusstsein schlummerte. Es kam im Rahmen der Analyse zu einer heftigen Abreaktion und wenige Tage später war sein Tinnitus komplett verschwunden. Christian ist davon überzeugt, dass die Hypnoanalyse durch das Auflösen des Traumas die Grundlage für den Tinnitus genommen und so die Heilung ermöglicht hat.

Jochen: Jochen lernte ich bei einem Vortrag einer Tinnitus-Selbsthilfegruppe kennen. Er war damals der Leiter der Gruppe und litt selbst seit Jahren an den Ohrgeräuschen. Der Austausch mit anderen Betroffenen und das Erteilen von Tipps half ihm nach eigenen Worten „nicht durchzudrehen". Nach meinem Vortrag kam Jochen zu Hypnoanalyse, weil ihm die Theorie, dass unterdrückte Emotionen aus der

Vergangenheit zu körperlichen Symptomen führen können, einleuchtend erschien und er herausfinden wollte, wie die Hypnoanalyse in seinem Fall helfen konnte.

Wir fanden mehrere kleinere Belastungen in seiner Vergangenheit, die für ihn jedoch einen roten Faden erkennen ließen. Jochen fand auf diese Art heraus, was er in seinem Leben ändern musste, um den Tinnitus zukünftig nicht mehr zu „brauchen". Heute bezeichnet er sich als symptomfrei.

Kapitel 7: Ein ganzheitlicher Ansatz zur langfristigen Bewältigung von Tinnitus

Ein ganzheitlicher Ansatz zur langfristigen Bewältigung von Tinnitus umfasst verschiedene Aspekte des Lebens einer Person, um eine umfassende und langfristige Linderung der Symptome zu erreichen.

Hier präsentiere ich jetzt sind einige Schlüsselelemente eines ganzheitlichen Ansatzes zur Bewältigung von Tinnitus:

Medizinische Behandlung: Eine gründliche Untersuchung durch einen Hals-Nasen-Ohren-Arzt (HNO-Arzt) ist wichtig, um mögliche zugrunde liegende medizinische Ursachen von Tinnitus auszuschließen oder zu behandeln. Je nach Ursache des Tinnitus können medizinische Behandlungen wie Medikamente, Hörgeräte oder Operationen erforderlich sein.

Allerdings sei an dieser Stelle erwähnt, dass sich bei 70% aller Tinnituspatienten keine medizinisch behandelbare organische Ursache feststellen lässt. Solche Fälle werden als

„psychosomatisch" bezeichnet und sind daher mit Hypnoanalyse sehr gut behandelbar.

Psychologische Unterstützung: Der Umgang mit Tinnitus kann eine psychologische Belastung darstellen. Doch nicht immer brauchen Patienten mit der Diagnose Tinnitus eine Psychotherapie. In de meisten Fällen reicht eine Hypnoanalyse, um die emotionale Ursache des Tinnitus zu finden und zu beheben. Wie das genau funktioniert, beschreibt der Autor weiter unten.

Selbstmanagement: Die Entwicklung von Selbsthilfestrategien wie Entspannungstechniken, Ablenkungsmethoden, positive Affirmationen und Achtsamkeitspraktiken kann dabei helfen, Tinnitus-Symptome besser zu kontrollieren und den Fokus auf die Lebensqualität zu lenken.

Gesunde Lebensführung: Eine ausgewogene Ernährung, regelmäßige Bewegung, ausreichend Schlaf und der Verzicht auf schädliche Gewohnheiten wie Rauchen und übermäßigen Alkoholkonsum können einen positiven Einfluss auf Tinnitus haben.

Soziale Unterstützung: Der Austausch mit ehemals Betroffenen in Selbsthilfegruppen, der Familie oder Freunden kann helfen, sich verstanden zu fühlen und emotionale Unterstützung zu erhalten. Soziale Aktivitäten und ein unterstützendes Umfeld sind wichtige Faktoren für die psychische Gesundheit. Darüber hinaus können ehemals Betroffene wertvolle Anregungen für mögliche Lösungen bieten.

Ein ganzheitlicher Ansatz zur langfristigen Bewältigung von Tinnitus berücksichtigt also nicht nur die körperlichen Aspekte der Erkrankung, sondern auch die psychologischen, sozialen und emotionalen Faktoren. Indem Betroffene verschiedene Aspekte ihres Lebens in Betracht ziehen und gezielt daran arbeiten, können sie langfristig Strategien entwickeln, um mit Tinnitus umzugehen und ihre Lebensqualität zu verbessern. Es ist ratsam, individuelle Bedürfnisse zu berücksichtigen und bei Bedarf professionelle Hilfe in Anspruch zu nehmen, um einen ganzheitlichen Ansatz zur Bewältigung von Tinnitus zu verfolgen.

Kapitel 8: Der Weg zum mentalen Sieg über den Tinnitus

Den mentalen Sieg über den Tinnitus und im besten Fall die damit verbundene Symptomfreiheit (die übrigens immer das Ziel einer jeden Therapie sein sollte) lässt sich in 3 Schritte einteilen, wobei die Schritte sowohl nacheinander als auch gleichzeitig durchgeführt werden können.

Bitte beachte, dass dieser Weg zur Unterstützung der ärztlichen Behandlung genutzt werden kann, aber nicht den Besuch beim HNO-Arzt ersetzt.

Schritt 1:

Hol dir das Programm zur Bewältigung von Tinnitus, das ich speziell für Menschen wie dich erarbeitet habe!

Hier geht es zum Programm:

https://sven-frank.com/tinnitus

Dieses Programm besteht aus einer speziell von mir entwickelten Hypnose zur Verbesserung der Durchblutung deines Innenohrs sowie vier Mentalübungen.

Die Hypnose sollst du dir vier Wochen lang abends zum Einschlafen anhören und im Idealfall auch morgens vor dem Aufstehen.

Die Mentalübungen sind dann jeweils für eine Woche konzipiert und bauen aufeinander auf.

Schritt 2:

Trainiere mit deinem Geist deinen Körper zu kontrollieren!

Mit Hilfe des o.g. Trainingsprogramms werden nach meiner Erfahrung 80% aller als psychosomatisch diagnostizierten Tinnitusfälle bereits hervorragende Ergebnisse erzielen und eine deutliche Verbesserung der Symptome bis hin zur Symptomfreiheit erreichen.

Wer durch dieses Training noch nicht den gewünschten Erfolg hat, der muss (Änderung seiner Lebensführung wie oben beschrieben vorausgesetzt) lernen, wie er mit seinen Gedanken körperliche Abläufe beeinflussen kann.

Dazu empfehle ich auf der einen Seite mein Buch „Die Kraft der Selbsthypnose" erschienen bei Tredition sowie meinen Hypnose Podcast, der auf allen Podcastplattformen verfügbar ist.

<u>Schritt 3:</u>

Mach eine Hypnoanalyse!

In der hypnoanalytischen Arbeit gehen wir davon aus, dass Menschen im Laufe ihres (jungen) Lebens Emotionen unterdrücken, sei es aus Angst, Machtlosigkeit oder Schuld. Diese Emotionen sind jedoch eine Form von Energie und können daher nicht vom Körper aufgelöst werden. Stattdessen wandeln sie sich getreu des Energieerhaltungsgesetzes in eine andere Form von Energie – leider meistens Symptome – wie z.B. Tinnitus.

Wenn nun die Ursache für den Tinnitus – nämlich diese unterdrückte Emotion – nicht gefunden und aus dem Körper herausgelassen wird, dann wird auch keine wie auch immer geartete Therapie zur Symptomfreiheit führen.

In der Hypnoanalyse wird nun also das Leben analysiert und die Ursache des Tinnitus gesucht, gefunden und beseitigt.

Das Ganze dauert maximal 8 - 12 Stunden und kann auf Wunsch an 2 Tagen erledigt werden.

Falls eine Hypnoanalyse für dich ein Thema ist, dann findest du einen geeigneten Hypnoanalytiker unter https://hypnoseverband.com oder kannst natürlich auch bei mir einen Termin vereinbaren.

Egal für welchen Weg du dich entscheidest, wenn bisher keine Therapie bei deinem Tinnitus geholfen hat, dann mach dir bitte folgendes klar:

1.) Dein Innenohr muss zur Heilung optimal durchblutet werden

2.) Wenn du Tinnitus hast, dann ist vermutlich die Durchblutung deines Innenohrs verringert

3.) In 70% aller Fälle ist die verringerte Durchblutung des Innenohrs stressbedingt und nicht organisch. Angespannte Muskeln erlauben keine entspannten Blutgefäße. Mach doch einmal eine Faus und spanne sie an. Dann siehst du, was die Anspannung der Muskulatur mit der Durchblutung deiner Hand macht.

4.) Vermutlich ist auch dein Kiefer angespannt

5.) Mit Sicherheit sind auch deine Nacken- und Schultermuskeln dauerhaft verhärtet

6.) Auch deine Rückenmuskulatur wird angespannt sein

Du merkst also, dass sich die körperliche Anspannung durch den gesamten Körper zieht,
von unten nach oben. Dein Ziel muss also sein
– bei egal welcher Maßnahme – die Muskulatur
zu lockern, um die Durchblutung wieder zu
normalisieren.

Und dann wird vermutlich auch wieder deine
Sehkraft und deine Merkfähigkeit besser, denn
wenn das Innenohr schlecht durchblutet ist,
wird das Auge und das Gehirn mit großer
Wahrscheinlichkeit auch unterversorgt sein.

So, jetzt weißt du alles, was du wissen musst,
um eine Lösung herbeizuführen. Jetzt bist du
dran!

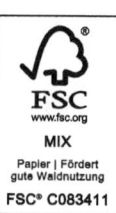

Zeitfracht Medien GmbH
Ferdinand-Jühlke-Straße 7
99095 Erfurt, Deutschland
produktsicherheit@kolibri360.de